De Rostaing.

HISTORIQUE

DE LA

MALADIE D'ALPHONSE.

HISTORIQUE

DE LA

MALADIE D'ALPHONSE,

FILS DE M. LE BARON DE ROSTAING,

Intendant militaire,

TRAITÉ PAR UNE SOMNAMBULE MAGNÉTIQUE,
AU MOMENT-OÙ L'ON EN DÉSESPÉRAIT.

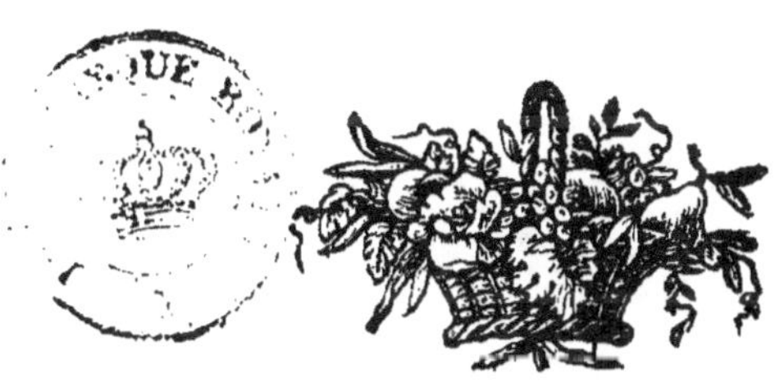

PARIS,

DE L'IMPRIMERIE DE J. G. DENTU.
1818.

HISTORIQUE

DE LA

MALADIE D'ALPHONSE,

Fils de M. le baron de Rostaing, intendant militaire, traité par une somnambule magnétique, au moment où l'on en désespérait.

RELATION DU PÈRE.

Le jeudi 18 décembre 1817, mon fils aîné, âgé de seize ans moins deux mois, étant en pension à l'Institut des nations européennes, se coucha sans éprouver de malaise, et dormit comme à l'ordinaire; mais en se levant, à cinq heures du matin, il se sentit un violent mal de tête, qu'il garda toute la journée; il ne put travailler, ne mangea rien, et fut obligé de se coucher vers les cinq heures du soir. Dans la nuit, il eut une soif ardente; il se leva pour boire de l'eau; la tête lui tourna, il se laissa tomber, se releva, atteignit le pot à l'eau, et but avec avidité. Le lendemain, samedi, il ne put se lever; et le mal de tête continuant, on lui fit mettre les pieds dans l'eau; on lui donna de la tisane; il ne put prendre autre chose. Le dimanche il voulut, selon son usage, venir passer la journée à la maison avec son frère cadet; mais il était hors d'état de faire à pied le trajet de la rue de Monsieur à la rue Saint-Dominique, faubourg Saint-Germain; il se fit amener une voiture de place; et en montant l'escalier de la maison, il eut tant de fatigue, qu'il faillit à se trouver mal. Il ne se plaignait d'autre chose que d'un violent mal de tête; on lui fit prendre une tasse de café à l'eau. Il s'était mis à table pour dîner en famille; mais à la première cuillerée de soupe qu'il essaya, il rendit son assiette au domestique; il resta cependant à table, prit intérêt à la conversation sans s'en mêler, et resta debout jusqu'à près de onze heures du soir. On avait décidé que son frère rentrerait seul à la pension, jusqu'à ce que l'on vît la tournure que prendrait cette incommodité. Son teint, ordinairement coloré et d'une teinte égale, était violet.

Le docteur.... devait venir dîner à la maison le dimanche, et on l'avait attendu pour avoir son avis sur ce qu'il convenait de faire; mais il ne vint pas. L'on envoya chez lui pour lui rappeler l'invitation, et lui dire que mon fils était indisposé; il n'était point chez lui. Comme il rentra fort tard, il ne vint que le lendemain de bonne heure. Mon fils avait eu dans la nuit une évacuation de bile; le docteur jugea convenable de lui faire mettre les pieds dans l'eau; il s'y trouva mal.

Le docteur trouva son pouls d'une lenteur extrême; il ne battait que cinquante-deux fois par minute, et pourtant il était régulier; le docteur ordonna des boissons rafraîchissantes et un lavement; le mal de tête continuait, et le jeune homme n'éprouvait aucun besoin de rien prendre. Dans la nuit du lundi au mardi, cinquième jour de la maladie, il fit deux évacuations naturelles de bile pure; le matin du mardi, le docteur lui fit prendre un grain d'émétique dans un verre d'eau, en le faisant donner par cuillerée à bouche, de cinq minutes en cinq minutes, montre sur la table : ce qui fut religieusement exécuté. Deux heures après la dernière cuillerée, le jeune homme fut pressé du besoin d'évacuer par haut et par bas, et cela fut très-abondant; il rendit une très-grande quantité de bile. Le sixième jour, il continua l'usage des boissons rafraîchissantes, variées, tantôt par de l'eau rougie, tantôt par de l'eau sucrée et légèrement acidulée avec du citron; il n'éprouva pas le besoin de prendre autre chose, et on n'insista pas. Le septième jour, même régime; seulement le docteur prescrivit une prise de magnésie mêlée avec de la rhubarbe et du camphre; le huitième jour il reprit l'usage unique des boissons rafraîchissantes; le neuvième il prit encore une prise de magnésie; le dixième, le docteur ordonna de lui faire un bouillon avec une demi-livre de veau, autant de bœuf et un tiers de poulet, et permit de lui donner quatre petits bouillons dans la journée. La langue du malade avait paru très-bonne au docteur; il ne concevait aucun danger. Il faisait ordinairement une visite matin et soir; mais, dans la soirée du dixième jour, il l'avait jugée inutile; le jeune homme était calme; seulement il était si faible, qu'il avait peine à parler.

Le docteur avait ordonné, pour la matinée du onzième jour, une nouvelle prise de magnésie mêlée de rhubarbe et de camphre.

Dès le neuvième jour, et notamment le dixième, le jeune homme avait eu des absences de tête que l'on imputa naturellement à une diète de dix jours, et l'on ne s'en inquiéta pas. Il prit presque avec dégoût ses petits bouillons ; et dans la nuit de ce dixième jour, il fut violemment agité ; il se leva avec force sur son séant ; il ôta sa chemise malgré le domestique, et malgré sa mère, dans la chambre de laquelle il couchait, car elle l'avait exigé pour le mieux soigner. Il se plaignait qu'il y eût des canifs dans sa chemise ; on la lui remit. Il continua d'être fort agité jusqu'à cinq heures du matin, qu'il se calma ; on lui fit prendre sa magnésie à huit heures. Le docteur arriva le onzième jour à neuf heures du matin ; on lui rendit compte de l'état de la nuit ; il examina la langue du malade, et parut regretter qu'on lui eût fait prendre la magnésie.

Je m'aperçus que le docteur, jusques-là très-confiant dans la bénignité de la maladie, concevait des inquiétudes. Nous passâmes dans un cabinet ; et tout en cherchant à me rassurer, il m'annonça que la maladie changeait de caractère ; il me pressa d'envoyer chercher un ou deux de ses collègues pour consulter ; je cédai à son invitation ; il m'ajouta que si c'était son fils, il n'hésiterait pas à apposer des vésicatoires aux jambes, et qu'une légère infusion de quinquina lui paraissait convenable. MM. les doc-

teurs E... et G... n'ayant pu venir immédiatement, je dis au docteur qu'il ne fallait pas les
attendre pour mettre les vésicatoires ; ils furent
mis à deux heures. Ces messieurs arrivèrent
que le docteur était parti ; il fut convenu qu'ils
reviendraient le soir à neuf heures, ce qui eut lieu.

Le docteur avait prescrit un demi-lavement,
des ablutions avec de l'eau tiède sur les bras,
les cuisses et les jambes, et des fomentations
sur le bas-ventre, en attendant le retour des médecins. La peau était aride et brûlante.

Les médecins, réunis le soir, consultèrent ;
ils approuvèrent les ablutions et fomentations
et les lavemens ; ils crurent même qu'un bain
entier serait nécessaire ; mais le docteur a avoué
depuis qu'il craignait que le malade ne mourût
dans le bain, et qu'il avait opiné pour le ren-
voyer au lendemain, douzième jour de la maladie, s'il paraissait toujours nécessaire ; on
ajourna l'usage de l'infusion de quinquina. Les
médecins convoqués ne me dissimulèrent pas
l'état de danger de mon fils ; il avait le délire pendant leur consultation ; et ils me dirent, avec
tous les ménagemens possibles, que son état
était *très-grave.*

Je suis obligé de revenir sur la matinée de ce
onzième jour.

Aussitôt que le docteur eut manifesté les inquiétudes qu'il éprouvait, et qu'il se fut éloigné pour vaquer à d'autres affaires, en attendant la réunion de ses collègues, j'éprouvai le besoin de soulager mon fils en le magnétisant ; car j'avais vu des effets sensibles du magnétisme, sans avoir jamais essayé d'en faire usage. Je me mis donc à magnétiser le malade, en étendant mes mains sur lui, de la tête aux pieds, sans le toucher, ni même sa couverture, quoique mes mains s'en approchassent d'ailleurs le plus possible ; cela parut le calmer ; il me regardait faire avec une sorte de plaisir. Sa tête revenant, je lui demandai s'il éprouvait quelque sensation ; il me répondit : *Cela me fait chaud.* Cela te fait-il plaisir ? *Oui papa.* Je continuai avec ardeur ; en ce moment le docteur entra.... Je savais qu'il traitait le magnétisme de charlatanisme ou de folie, et qu'il ne concevait pas qu'un homme de sens pût croire à ses moindres effets. Dans l'état horrible d'inquiétude qui m'agitait, je m'embarrassais peu de l'idée qu'il pouvait prendre de moi, et je continuai ; mais en me voyant, le docteur se mit à pérorer sur ma niaiserie, ce qui ne laissa pas de me contrarier, et d'interrompre l'attention absolue que je donnais auparavant à mon action. Le malade parut s'agiter de nouveau, et me demanda avec une sorte d'impatience : *As-tu bientôt fini ?* Ce mot lâché, servit de texte au docteur pour me dire que je faisais mal à mon fils. Un magnétiseur praticien aurait pu lui dire qu'en ce cas j'opérais donc sur lui quelqu'effet ; mais je n'avais pas le loisir de discuter, encore moins de lui dire que, selon la doctrine des magnétiseurs, la présence d'un homme aussi prévenu que lui contre le magnétisme, suffisait pour nuire à mon action ; il m'eût renvoyé aux contes des fées ; et j'avoue qu'il eût eu raison, aux yeux de ceux qui prétendent tout expliquer par des causes visibles et physiques. Je cessai donc de magnétiser mon fils, et j'attendis tout des vésicatoires et de la consultation des médecins.

Dans la nuit du onzième au douzième jour, on pratiqua les ablutions et fomentations prescrites ; pendant qu'elles avaient lieu, la peau semblait se détendre, le délire cessait ; mais au bout de quelque temps, le même état se reproduisait. A sept heures du matin, le docteur arriva ; on lui rendit compte de la nuit ; il s'était attendu à pire, aussi bien que ses collègues, ainsi qu'il nous l'avoua : mais la suite parut lui donner de l'inquiétude ; il recommanda de continuer les ablutions, les fomentations et les demi-lavemens.

Eclairé par ce que j'avais vu du retour constant du délire et d'une tension générale, aussitôt qu'on discontinuait l'usage de ces ressources, je sentis que ce n'était pas avec elles qu'on prolongerait long-temps l'existence du malade; et voilà que revenant de plus belle à l'idée du magnétisme, je le reprends avec la force de volonté que l'on peut supposer à un père qui veut conserver un enfant chéri ; je poursuis mon opération; et voyant l'état du malade s'améliorer visiblement sous ma main, j'acquiers une confiance extrême. Les borborismes annoncent une évacuation naturelle et prochaine; je l'obtiens complète; les muscles se détendent, le malade cesse de délirer, et je le laisse en bon état, après une demi-heure de magnétisme. A onze heures du matin le docteur revient; il trouve un changement notable; il est enchanté, car il donnnait à mon fils des soins on ne peut plus affectueux ; et il m'est impossible de ne pas lui conserver une éternelle reconnaissance de son zèle et des peines extraordinaires qu'il voulait bien se donner, et qui n'étaient point du ressort de sa profession. On se garda bien toutefois de lui annoncer la cause de cet heureux changement qu'il venait de reconnaître; on lui dit, au contraire, qu'on avait fait les ablutions et fomentations : il en prescrivit la continuation ; il avait trouvé l'état du malade si bien, qu'il fit espérer à ma femme que l'on pourrait se passer du bain entier, si le mieux se soutenait ; ma femme redoutait extrêmement l'usage de ce bain, en raison de la rigueur du froid et de l'extrême faiblesse du malade.

Je me remis à magnétiser mon fils avec force ; et lorsque la garde-malade m'annonçait que le moment approchait de donner un lavement, je lui disais : « Attendez, vous le lui donnerez après qu'il aura été naturellement, il n'en vaudra que mieux. » La garde restait pétrifiée, car les effets suivaient toujours mon annonce. Le treizième jour, le docteur fit mettre un vésicatoire à la nuque, pour dégager mieux la tête ; et le quatorzième, un autre sur la poitrine, attendu que le malade avait une toux sèche, qu'il crut devoir résoudre ainsi. Cependant le quinzième, le malade parut extrêmement mal dans la matinée ; son teint était violacé ; le docteur crut qu'étant bien évacué, il était temps de le fortifier, et d'attaquer la fièvre, en lui donnant le quinquina par infusion : on en fit une, qu'il dirigea, et on en donna les doses prescrites; mais les effets ne furent pas tels qu'on se les promettait. De ce moment les évacuations ne cédèrent plus à l'action du magnétisme, et les lavemens amenèrent des matières qui n'avaient plus la couleur jaune, ni l'odeur fétide qu'elles avaient eues jusque-là ; le malade empira, la peau devint plus sèche et plus brûlante dans les journées des 16 et 17 ; le délire revint; la narine droite laissa échapper quelques gouttes de sang; les dents noircirent ; les lèvres étaient couvertes d'une peau noirâtre; la respiration était haletante , les spasmes violens; les yeux furent clos par la chassie ; le malade parut sourd et muet ; la langue était brûlée et plutôt noire que brune ; il roulait ses draps en paquets , et faisait avec ses bras des mouvemens désordonnés : le docteur laissait involontairement échapper des signes d'inquiétude , et mon neveu, jeune médecin , l'observait avec une anxiété qui manifestait assez ses craintes.

Le docteur, consulté si l'on pouvait tenter l'application à chaque pied d'une moitié de pigeon immédiatement coupé en deux, ne parut pas en attendre grand effet; mais il le permit, et indiqua l'application de la moutarde, comme devant être plus efficace; son désir de sauver mon fils était si ardent , qu'il permit de tenter tout ce qui ne pourrait pas nuire, *même le magnétisme ,* et c'était tout dire ; non pas qu'il crût à son effet ; mais dans le péril imminent qu'il apercevait, il croyait pouvoir me laisser cette satisfaction, quelque vaine qu'elle lui parût. Les pigeons furent appliqués dans la soirée du dix-septième jour ; il s'ensuivit une évacuation de couleur brune , et sans odeur de putridité : circonstance qui doit être remarquée, et qui était commune à la dernière évacuation.

Cependant ma femme et moi nous voyions l'état du malade s'aggraver , et notre désespoir augmentait en proportion ; dans la nuit du dix-septième au dix-huitième jour , elle me dit que si je voulais lui promettre de ne pas assister à une consultation de somnambule magnétique , elle se déciderait à y recourir ; son motif, pour écarter ma présence , était que si la personne consultée annonçait qu'il n'y avait plus de ressources pour notre fils , cela me ferait perdre toute la confiance que j'avais dans mes forces pour le magnétiser, et qu'elle voulait conserver l'espérance jusqu'au moment fatal , si ce moment devait arriver. Je lui promis tout ce qu'elle voulut.

Nous avions l'honneur de connaître M. Deleuze, ce philantrope si pur et si ardent pour l'humanité souffrante : il nous avait visités tous les jours depuis que la maladie de mon fils était devenue grave; il m'avait encouragé à le magnétiser, en me disant que je lui ferais du bien; mais il n'avait pas cru devoir, dans une circonstance aussi délicate, nous conseiller de consulter une somnambule magnétique. Je me rends chez lui dans la matinée du dix-huitième jour, et lui annonce le désir que nous avions conçu : il m'écoute avec sa bonté ordinaire, et me dit que puisque ce mouvement vient de nous, il va tâcher de nous procurer ce que nous désirons, et que dans la journée il nous instruira du résultat de ses démarches.

A une heure après midi, il vint en effet nous prévenir que, vers les quatre heures, M. de Beaucour nous amènerait une somnambule, dont lui, M. Deleuze, avait eu l'occasion de reconnaître la lucidité, et que nous pourrions être présens à la consultation, parce qu'il n'était pas à craindre qu'elle commît, en notre présence, aucune indiscrétion. En effet, M. de Beaucour eut l'extrême bonté de se rendre à la maison, avec la dame Frédéric Huntzinger, qu'il endormit immédiatement. Elle prit la main de mon fils; elle avait les yeux fermés, selon son habitude, et ne dirigeait point son visage du côté du malade. Après avoir réfléchi un moment, elle prononça ce qui suit :

« Beaucoup d'humeurs sur la poitrine, qui doit faire éprouver de vives douleurs, sur-tout entre les épaules; le sang se porte à la poitrine, sur-tout à gauche; doit avoir des quintes de toux très-pénibles; l'humeur de la poitrine se détache peu à peu; a dû avoir très-fortes fièvres et sueurs froides; les reins ont été fort embarrassés, sont en partie dégagés. »

Je demandai à la dame Frédéric si l'on devait continuer l'usage du quinquina. — Il faut bien s'en garder, dit-elle; il faut l'évacuer préalablement. — Il l'a été abondamment. — Oui, mais il est loin de l'être assez. — Peut-on lui donner un demi-lavement? (Le médecin l'avait ordonné pour la nuit du dix-huitième jour.) — Non, il est trop faible; on lui en donnera plus tard. Je ne m'expliquais pas comment un malade arrivé au dix-huitième jour de sa maladie, et n'étant soutenu que par des tisanes, pourrait acquérir ultérieurement les forces qui lui manquaient alors; et si je n'eusse pas déjà vu d'étranges consultations de cette espèce suivies d'heureux effets, ma raison n'eût pu se prêter aussi docilement aux oracles de la dame

Frédéric. Elle prescrivit le régime qui suit :

« Magnétiser pendant une heure sur la poitrine, trois jours de suite; une petite cuillerée à café d'élixir Kousiou, prise le matin. Une heure après, magnétiser.

« *Tisane*. Faire bouillir vingt minutes, dans une chopine d'eau, deux petites bottes de cresson, presser, faire ensuite bouillir de même une cuillerée de gruau, passer et mêler avec autant de bouillon gras bien dégraissé; prendre légèrement sucrée, une très-petite tasse de trois quarts en trois quarts d'heure. »

Elle annonça qu'elle le reverrait dans trois jours.

Après cette consultation, nous ne laissâmes pas que d'être fort embarrassés; remettre le sort de notre fils à la direction d'une femme endormie; abandonner celle d'un docteur instruit et zélé, tout cela paraissait absurde; mais nous fûmes obligés de nous avouer que, quand les médecins ont appliqué les vésicatoires, les sinapismes, tenté l'usage du quinquina, et que de tout cela il ne résulte que du pire, leur rôle est au bout, et qu'il ne faut plus rien espérer que de la nature; le docteur lui même en était convenu, et il avait ajouté que *la nature servait mal mon fils,* ce qui interdissait à peu près toute espérance. Cependant il s'agissait, pour nous, de savoir si l'élixir de Kousiou, au lieu d'aider à la nature, ne la contrariait pas; si la tisane prescrite n'aurait pas aussi cet inconvénient, et si la continuation de l'usage du quinquina devait être suspendue, sur la foi de la dame Frédéric, qui affirmait l'existence d'autres matières putrides.

Nous eûmes envie de consulter le docteur; mais il était si incroyablement prévenu contre le magnétisme et ses pratiques, que c'était folie d'espérer de sa part le moindre assentiment : nul doute qu'il n'eût dit que j'allais tuer notre enfant. Faire venir un autre médecin, c'était donner au docteur un désagrément qu'il ne méritait sous aucun rapport. Consulter mon neveu, était encore une injure au docteur : nous étions bourrelés par le désir de tout concilier et par la crainte de faire au malade plus de mal que de bien; pourtant, à la fin, nous résolûmes d'essayer le régime, et de voir venir.

Le dix-neuvième jour, le malade prit une cuillerée à café d'élixir Kousiou; nous l'avions bien observé avant; il était agité; bientôt il devint calme; on lui donna la tisane prescrite, et rien ne nous manifesta qu'elle fît un mauvais effet; nous l'avions affaiblie en substituant du

bouillon de poulet au bouillon ordinaire (1).
Nous poursuivîmes le même régime le vingtième
et le vingt-unième jour, et la maladie parut res-
ter stationnaire. On regardait le vingt-unième
comme un jour critique qui devait produire
un effet heureux ou funeste : mais rien de cela
n'arriva ; le malade ne fut ni mieux ni plus
mal.

La dame Frédéric arriva le 8 janvier, vingt-
unième jour de la maladie, à midi ; le malade
était violemment agité et avait des quintes et
des spasmes fréquens. La dame Frédéric, endormie, trouva du mieux ; elle ordonna d'aller
promptement chercher de l'élixir de Chevalier,
ci-devant *Treffenscheld*, et d'en donner une
cuillerée à café. « Vous allez me réveiller, dit-
elle à M. de Beaucour ; je magnétiserai le malade
20 minutes quand je serai éveillée, parce que,
endormie, le magnétisme serait trop fort : vous
me rendormirez ensuite ; je verrai l'effet de
l'élixir et du magnétisme, et je dirai ce qu'il
faudra faire. » M. Deleuze était présent, ainsi
que mon ancien ami le colonel Duparc et mon
neveu. L'on craignait que l'élixir n'augmentât

____

(1) La dame Frédéric, endormie, nous dit que nous
avions eu tort.

l'irritation du malade, et l'on en fit part à M. de Beaucour, qui eut la bonté de l'observer à madame Frédéric, avant de la réveiller, en l'invitant à bien peser les effets de cet élixir, et le danger d'un accroissement d'irritation. « Non, non, je persiste; l'élixir le calmera. » La cuillerée d'élixir calma en effet les spasmes et les quintes comme par enchantement. Lorsque la dame Frédéric fut de nouveau endormie, elle ordonna de faire prendre au malade une deuxième cuillerée d'élixir dans une heure, et de lui donner le lendemain, avant le jour, un lavement, en mettant dans la seringue une cuillerée à café du même élixir Chevalier, et trois cuillerées d'huile d'olive. « Cela lui fera rendre les matières infectes qui obstruent encore les viscères : vous serez étonnés, dit-elle, de la quantité. »

Jamais prédiction ne fut mieux accomplie; ce lavement amena un débordement de matières jaunes et infectes, et rétablit le cours des évacuations, suspendu par l'usage du quinquina.

Le lendemain, la somnambule annonça qu'il était *bien mieux*, et continua ses ordonnances, qui furent suivies avec exactitude.

Le 10 *janvier*, vingt-troisième jour de la maladie, elle dit formellement : *L'enfant est sauvé, il n'y a plus de danger pour lui ; mais il faut de la patience ; le mieux ne sera sensible que dans huit jours , et la progression sera bien faible.* Tout cela s'est réalisé à la lettre.

Revenons au docteur; il croyait qu'on lui donnait encore des infusions de quinquina ; il avait ordonné un julep pour calmer les spasmes; un *pectamentum* pour adoucir la poitrine ; du kermez minéral préparé convenablement pour détacher les glaires. Rien de tout cela n'avait été fait; la somnambule s'y était opposée, et m'avait prescrit de magnétiser la bouche de mon fils, comme si j'eusse voulu en arracher des matières; elle m'avait assuré que cela lui ferait expectorer les glaires. Je l'avais fait trois fois, et trois fois j'avais obtenu une évacuation abondante de glaires, ce qui avait sensiblement diminué la toux. Elle m'avait d'ailleurs tranquillisé sur mon inquiétude relativement à l'état organique du cœur de mon fils, que le docteur soupçonnait être affecté dangereusement : mais je ne pouvais pas faire ces confidences au docteur, et je ne savais comment m'y prendre avec lui. Lui laisser continuer des ordonnances pour ne pas les suivre, était une mystification que je ne pouvais me permettre et que je me reprochais déjà beaucoup; son horreur invincible pour les pratiques du magnétisme avait pu seule me détourner de lui faire un aveu sincère de ce que j'avais tenté; mais je crus ne pas devoir prolonger son erreur. Le 23ᵉ jour de la maladie, la somnambule nous avait annoncé positivement que l'enfant était sauvé; mais elle seule pouvait l'affirmer; ni le docteur ni mon neveu n'en avaient encore cette opinion. Le 24ᵉ jour, le docteur ne pouvait encore dissimuler ses craintes, et j'eus quelque peine à le faire convenir qu'on *pouvait concevoir des espérances;* il avait vu tant de variété, tant d'épiphénomènes dans cette maladie, que sa défiance était bien excusable; pour mon neveu, il avait reconnu tous les symptômes de destruction, et il m'a avoué depuis qu'il n'avait commencé à espérer que le 32ᵉ jour, tant les apparences étaient restées graves, sauf l'état du pouls, qui s'était soutenu, grâce à l'action du magnétisme.

Sans le vouloir, mon neveu eut occasion de reconnaître cette action sur le pouls de mon fils. Jusques au 21ᵉ jour, je n'avais point avoué à mon neveu mon recours à une somnambule magnétique, mais j'avais constamment magnétisé mon fils, lui présent; je crois bien qu'il en riait sous cape; mais ma qualité d'oncle et de père ne lui permettait guère de se moquer de moi; il me laissait faire, et il expliquait, par des causes naturelles, les évacuations ou les calmes que j'attribuais au magnétisme. Comme il épiait avec une extrême sollicitude le pouls de mon fils, il s'avisa de remarquer que ce pouls se développait *sensiblement* pendant que je magnétisais. Il crut d'abord que cela provenait d'une variation naturelle ; mais le retour immédiat de ce développement toutes les fois que je magnétisais, fixa enfin son incertitude, au point qu'il fut forcé de reconnaître ce fait comme positif et incontestable.

Je crus pouvoir me prévaloir de l'existence de ce fait, pour amener le docteur *** à reconnaître lui-même un effet dans le magnétisme ; et, le vingt - quatrième jour de la maladie, je lui avouai que, depuis le douzième jour, je n'avais cessé de magnétiser mon fils, et que je n'hésitais pas à croire que cette pratique avait puissamment concouru au mieux que je croyais apercevoir, et qui, sans être très-perceptible, l'était pourtant assez pour ne plus le méconnaître ; là-dessus le docteur me regarda avec cette pitié, avec ce dédain qu'il croyait devoir à mon ignorance et à ma sotte prévention. Nous argumentâmes assez vivement ; et je finis par lui dire : « Tenez, docteur, vous êtes de bonne foi, ne vous refusez pas à une expérience; vous allez tâter le pouls de mon fils; dans quelqu'état qu'il se trouve, je vais le développer sous vos doigts en magnétisant mon fils, et sans toucher même sa couverture. » Après bien des façons trop longues à rapporter, il consentit, par complaisance, à prendre le pouls de mon fils; et avant que je commençasse à le magnétiser, il me dit : Le pouls est autant développé que possible, vous ne sauriez le développer mieux. — Raison de plus, lui dis-je; attendez cinq minutes. Je mis la main à l'œuvre; et au bout de quatre minutes, je m'arrête, et lui dis : Allons, docteur, parlez. — Je ne puis nier qu'en effet je ne l'aie senti se développer à la fin; mais au commencement, je ne sentais rien. — Cela est tout simple, lui dis - je, il fallait deux ou trois minutes pour produire un effet. — Alors il me dit que la variation pouvait être naturelle. Je lui rapportai les expériences réitérées de mon neveu; il était un peu embarrassé. Le lendemain, je remis la conversation sur le tapis, résolu de lui faire des aveux complets. J'espérais l'amener à observer un traitement de la maladie la plus grave, sous l'influence du magnétisme, et sous la direction d'une somnambule; mais je ne réussis pas même à me faire écouter; il est impossible de pousser la prévention plus loin. Il me promit cependant de revenir ; et il a tenu parole une fois ; mais ce fut pour gémir, devant ma femme, de mon incroyable aveuglement, et pour lui faire sentir la conséquence d'une résolution aussi extravagante que celle que nous poursuivions.

Quoiqu'il en soit, nous avons persisté ; notre somnambule a continué la direction de cette terrible maladie ; ce n'est que le vingt-huitième jour qu'elle a prescrit l'usage du quinquina à doses très-discrètes. Les selles alors étaient devenues naturelles et telles que les aurait eues le malade, s'il eût mangé la veille. Le trente-unième jour elle réduisit la dose de quinquina dans la tisane ; je lui en demandai le motif ; elle me dit : « *La fièvre est nerveuse ; elle diminue ; le quinquina irrite toujours un peu ; il ne faut en administrer que la dose indispensable* (1).

La convalescence a été conduite avec une telle mesure, qu'il ne s'est pas manifesté le moindre accident. Le pouls était descendu le trente-huitième jour, à quarante-une pulsations, mais la somnambule avait dit que cela de-

____

(1) La dose était une demi-cuillerée à café de quinquina, dans une chopine d'eau bouillie trois minutes.

vait être ainsi; qu'il ne fallait en prendre aucune inquiétude; que cela était l'effet de la cessation de la fièvre, et qu'il remonterait graduellement; ce qui s'est vérifié. Nous avions craint que mon fils ne restât long-temps dans un état d'imbécillité, suite ordinaire de cette sorte de maladie; mais le moral s'est remis plutôt que le physique, quoique la restauration de ce dernier ait surpassé nos espérances. Pour juger de l'intensité de cette maladie, il faut savoir que le jeune homme n'a gardé le moindre souvenir, ni de l'application, ni du pansement de ses vésicatoires; et qu'enfin, interrogé le quarante-cinquième jour de la maladie, depuis combien de temps il croyait être alité, il répondit : *Depuis une semaine...*...... Et il ne comprit qu'il y avait plus long-temps, qu'en portant ses yeux sur ses cuisses et ses jambes, où il n'y avait exactement que la peau et les os.

La somnambule nous avait annoncé que la fièvre ne quitterait mon fils que le trente-huitième jour; et cela s'est vérifié.

Je ne saurais dire combien M. de Beaucour a mis de complaisance à accompagner la dame Frédéric, pour l'endormir; avec quel tendre intérêt il a suivi le traitement dont le succès semblait lui causer autant de bonheur qu'à nous-mêmes. Quant à M. Deleuze, il nous a donné chaque jour de nouvelles preuves de son inépuisable bonté ; c'est à ces deux messieurs et à la dame Frédéric que je crois devoir la vie de mon fils, sans me refuser toutefois à reconnaître que le docteur *** mérite toute ma reconnaissance pour ses soins obligeans, pour la sollicitude et le zèle affectueux avec lequel il nous a dirigé jusqu'au dix-huitième jour de la maladie.

DE ROSTAING.

Paris, 15 mars 1818.